Dieta Antiinflamatoria

I0136057

Deliciosas recetas para combatir la inflamación, estimular el sistema inmune y su pérdida de peso

(Una guía completa para reducir naturalmente la inflamación con una dieta basada en plantas)

Clemente-Francisco Torres

TABLA DE CONTENIDOS

Capítulo 1: ¿Cómo Puede El Ayuno Proporcionar Beneficios Para La Salud?

Parece que el ayuno despierta el poder de autocuración de nuestro cuerpo. Estudios, como por ejemplo, una revisión en profundidad de la ciencia del ayuno intermitente, han demostrado que puede mejorar las funciones cognitivas, promover la regeneración celular, ayudar con la pérdida de peso, reducir la inflamación y prolongar nuestra vida útil.

Y si bien estos beneficios definitivamente pueden cambiar la vida, lo que generalmente no se menciona es que el ayuno también es una práctica transformadora para nuestras mentes y almas. Hay más en el ayuno que simplemente abstenerse de comer. Muchas religiones, civilizaciones antiguas y grupos étnicos reconocen sus beneficios para la mente y el alma.

En la civilización helenística, el ayuno era una práctica para preparar a las personas para acercarse a sus deidades.

En algunas culturas nativas americanas, el ayuno se realizaba antes y durante la búsqueda de una visión para comunicarse con el espíritu guardián del individuo.

Jesús, Mahoma y Buda recurrieron a esta antigua práctica de bienestar durante los períodos más transformadores y difíciles de sus vidas. Sócrates, Platón, Confucio y Gandhi lo hicieron.

Capítulo 2: La dieta antiinflamatoria que protege contra todas las enfermedades

Antes de profundizar en los detalles de la dieta antiinflamatoria, primero debe comprender la naturaleza de la inflamación. Es posible que ahora se pregunte por qué esta dieta es tan importante y por qué debe seguirla. En realidad, la inflamación es una respuesta o proceso corporal normal, a pesar de su connotación negativa. Sin ella, el cuerpo no puede protegerse de las cosas que pueden causar daño. Pero una vez que la inflamación se sale de control, las cosas empiezan a ir cuesta abajo. En este capítulo, aprenderás la verdad sobre la inflamación, junto con una introducción a la dieta antiinflamatoria y cómo empezar a seguirla.

El funcionamiento interno de tu sistema inmunológico

La inflamación no solo se refiere a algo que aumenta de tamaño. La inflamación es una respuesta saludable del sistema inmunitario a los virus, las lesiones y las infecciones. Cada vez que el cuerpo se daña o se infecta, el sistema inmunitario desencadena la inflamación como parte del proceso de curación. La inflamación también puede ser una respuesta protectora en la que intervienen mediadores moleculares, células inmunitarias y vasos sanguíneos. En este caso, la inflamación tiene por objeto eliminar los tejidos dañados, despejar las causas primarias de las lesiones en las células, purgar las células muertas e iniciar el proceso de reparación de los tejidos. Como puedes ver, la inflamación es muy importante. Este tipo de inflamación natural y beneficiosa se conoce como inflamación aguda. Nuestro cuerpo necesita la inflamación aguda, que siempre se apaga cuando el cuerpo vuelve a la normalidad.

Sin embargo, cuando la inflamación en el cuerpo persiste en ausencia de infección o cualquier otra amenaza, se denomina inflamación crónica, que se asocia con una variedad de condiciones de salud. Hay varias razones por las que puede producirse una inflamación crónica, entre ellas

Manténgase muy activo y reduzca el peso

¿Sabía que tener sobrepeso puede aumentar la presión sobre las articulaciones que soportan peso y causarle más dolor? Además, el tejido graso emite señales químicas que promueven la inflamación. Tener sobrepeso es perjudicial para la salud, ya que aumenta el riesgo de enfermedades cardíacas, diabetes e incluso ciertos tipos de cáncer. Además de ayudar a controlar el peso, actividades como caminar, aeróbicos acuáticos en su gimnasio local o yoga pueden ayudar a reducir el dolor en las articulaciones y mejorar la flexibilidad, el equilibrio y la fuerza. El ejercicio cardiovascular, como andar en bicicleta fija, también ayuda a mantener el corazón en forma. Si es nuevo en el ejercicio, hable con su médico o fisioterapeuta para averiguar qué puede ser mejor para usted. Con el ejercicio, también te sentirás con más energía y puede ayudarte a dormir mejor.

Ensalada De Pepino

Ingredientes

- 8 cucharaditas. jugo de limón recién exprimido
- 1 de taza de aceite de oliva extra virgen
- Sal y pimienta para probar
- 12 aceitunas negras sin hueso y en rodajas
- 2 taza de queso feta desmenuzado
- 2 cebolla morada pequeña, picada
- 4 pepinos, pelados y picados
- 20 mini tomates amarillos cortados por la mitad

- 20 mini tomates rojos cortados por la mitad

Direcciones

1. Combine la cebolla, el pepino y los tomates en una ensaladera
2. Espolvoree con jugo de limón, aceituna extra virgen, sal y pimienta.
3. Espolvoree las aceitunas y el queso feta sobre la ensalada y sirva inmediatamente.

4. Según The World's Healthiest Foods: "Los pepinos también contienen fisetina, un flavonoide que ha sido de especial interés para los investigadores no solo por sus propiedades antioxidantes y antiinflamatorias, sino también por su potencial para reducir el

riesgo en el caso de ciertos tipos de cáncer. "

Capítulo 3: ¿Cuál es la naturaleza de esta dieta?

En el sentido más estricto, la dieta antiinflamatoria no se comercializa como una dieta para adelgazar. Más bien, la dieta antiinflamatoria es más un patrón de alimentación saludable. Es particularmente beneficiosa para enfermedades crónicas que involucran inflamación, de ahí su nombre alternativo, la dieta antiinflamatoria.

Antes de que podamos seguir discutiendo los pros y los contras de la dieta, analicemos primero brevemente el mecanismo inflamatorio del cuerpo. Como todos sabemos, la inflamación es parte de la respuesta curativa del cuerpo. Cuando una herida está inflamada, hay dolor local, hinchazón, calor y enrojecimiento. La respuesta inflamatoria del cuerpo proporciona al lugar de la lesión la actividad inmunitaria y el alimento necesarios para combatir la infección.

Sin embargo, si la inflamación existe por un tiempo y no tiene ningún propósito, daña el cuerpo y provoca una enfermedad.

Es probable que muchos de nosotros ya estemos familiarizados con enfermedades inflamatorias como la apendicitis, la artritis y la meningitis. ¿No suenan todos igual? Con un sufijo 'ITIS', que denota una condición relacionada con la inflamación. Pero, ¿sabías que la inflamación también contribuye al desarrollo de otras enfermedades?

Estudios recientes han demostrado que la inflamación contribuye al desarrollo de la enfermedad de Alzheimer, ciertos tipos de cáncer e incluso enfermedades cardiovasculares.

La inflamación es una epidemia silenciosa que desencadena enfermedades crónicas con el tiempo. Puede sentirse bien, pero en realidad su cuerpo ya está lidiando con altos niveles de inflamación. Y aquí es donde la dieta antiinflamatoria puede ayudar. En la dieta de un estadounidense promedio, es demasiado alta en ácidos grasos omega-6 que se encuentran en las comidas rápidas y/o procesadas. En el otro extremo de la escala, la dieta es baja en ácidos grasos omega-6 que se encuentran en suplementos o pescados de agua fría. Si esto sucede, puede aparecer inflamación. Además, la dieta antiinflamatoria es rica en fitoquímicos que se cree que son útiles para reducir la inflamación.

Capítulo 4: Qué Comer Y Qué No Comer

Como parte de la dieta antiinflamatoria, se recomiendan los siguientes alimentos para reducir la inflamación en el organismo:

Se ha descubierto que las especias tienen un efecto antiinflamatorio en el cuerpo, así que úsalas generosamente en tu cocina. Ejemplos de estos condimentos incluyen curry y jengibre.

Consume proteínas magras como la pechuga de pollo sin piel. Consuma una gran cantidad de cereales integrales como el trigo bulgur y el arroz integral.

Coma nueces, semillas de lino, semillas de chía, semillas de rábano, nuez moscada, suplementos de aceite de pescado, halibut, atún fresco, trucha, sardinas, salmón, ostras, caballa, arenque y halibut.

Consumir numerosas verduras y frutas.

Aquí hay una lista de alimentos que debe evitar o limitar para reducir la inflamación:

Evite comer alimentos refinados y procesados.

Reduzca su consumo de lácteos enteros y carnes rojas.

Reduzca su consumo de carbohidratos refinados como la pasta y el arroz blanco.

Reduzca su consumo de grasas saturadas y trans.

Los alimentos fritos, la comida rápida, las mezclas y glaseados para pasteles, los helados, las cremas no lácteas, las palomitas de maíz para microondas, la margarina en barra, las cenas congeladas y otros son ejemplos de estos alimentos.

Batido De Calabaza Y Canela

Ingredientes:
2 cucharada de sirope de arce
2 cucharadita de jengibre 2 taza de leche de almendras sin azúcar
2 taza de puré de calabaza
1 cucharadita de canela molida
1/7 cucharadita de nuez moscada molida
Pizca de clavo molido
Pizca de cardamomo molido
8 cubitos de hielo

Modo de Preparación:
Toma una licuadora de alta velocidad y abre la tapa superior.

Añade la leche y los demás ingredientes. Añade cubitos de hielo si prefieres tu batido helado.

Licúa los ingredientes a velocidad alta para obtener una textura similar a un licuado.

Vierte la mezcla en vasos y disfruta del batido fresco.

Capítulo 5: Dolor Crónico E Insomnio

El dolor crónico, como el causado por la fibromialgia, puede estar asociado con la inflamación. A pesar de que la fibromialgia no se considera una enfermedad inflamatoria, la inflamación juega un papel importante en los síntomas de esta patología. Particularmente en pacientes con fibromialgia, la alteración del sueño juega un papel importante en el deterioro de la curación. Nuestro sistema inmunológico se encarga de reparar los tejidos y limpiar el cuerpo de antígenos extraños, células muertas y radicales libres mientras dormimos. Cuando una persona no puede dormir, como en el caso del dolor crónico o la fibromialgia, los músculos, los vasos sanguíneos y otros tejidos corporales no se limpian y reparan adecuadamente para un funcionamiento óptimo. Esto crea una situación en la que puede producirse una inflamación a nivel celular porque el tejido no se repara correctamente, y los residuos comienzan a acumularse en el cuerpo porque el sistema inmunitario no los elimina adecuadamente. Muchos enfermos de fibromialgia tienen niveles bajos de serotonina, un neurotransmisor que promueve la secreción de la hormona del crecimiento, es responsable del estado de ánimo, promueve el sueño y aumenta los niveles de la hormona DHEA. La hormona del crecimiento humano, que suele aumentar cuando dormimos, estimula el crecimiento de nuevos tejidos y facilita el metabolismo de los carbohidratos para mantener la energía durante todo el día.

A medida que los niveles de serotonina disminuyen en los enfermos de fibromialgia, la hormona del crecimiento disminuye, se produce insomnio, la depresión es más probable y, debido a la disminución de los niveles de DHEA, se favorece la inflamación.

El 910 % de la serotonina se produce en el tracto gastrointestinal; por lo tanto, es muy importante que los enfermos de fibromialgia tengan un sistema digestivo sano. Adoptar una dieta antiinflamatoria disminuye la carga tóxica del sistema digestivo, promueve la salud del tracto gastrointestinal y disminuye la respuesta inflamatoria. Un tracto gastrointestinal que funciona como debido mejora la secreción de serotonina, lo que a su vez favorece el sueño y el estado de ánimo. Al mejorar el sueño y el estado de ánimo, el sistema inmunitario es más capaz de realizar la desintoxicación y de reparar los tejidos dañados durante la noche.

En definitiva, cuando se reduce la inflamación mediante cambios en la dieta, los tejidos se curan adecuadamente, el sueño mejora y el dolor disminuye.

Brownies De Aguacate

Ingredientes:

- 250 g de harina de almendra
- cacao en polvo
- 2 1 cucharaditas de café instantáneo
- 1 cucharadita de sal
- 900 g de nueces picadas
- 2 aguacate
- 2 manzana
- 500 g de boniato
- 8 cucharadas de semillas de chía molidas
- 2 cucharadita de vainilla
- 250 g de mantequilla de almendras
- 250 g de mantequilla de coco, ablandada
- 120 g de aceite de coco
- 120 g de stevia

Direcciones:

1. Calienta el horno a 250 c y luego forra una bandeja de horno de 18 por 1-5 pulgadas con papel pergamino.
2. En un bol, combinar la harina de almendras, el cacao, el café, la canela, la sal y las nueces. Mezclar y reservar.
3. Poner el resto de los ingredientes en un procesador de alimentos y batir hasta que quede suave.
4. Añade los ingredientes al bol y dale un pulso.
5. Esta combinación debe ser en trozos.
6. Colocar en la sartén y cocinar durante al menos 50 minutos.
7. Deje que se enfríe y enfríe antes de cortarlo.

Água Com Gengibre E Limão

Ingredientes

2 c.c. de sumo de lima
2 polegada de raiz de gengibre
2 xícara/500 ml de água fria
¼ colher de chá de cominho torrado

Preparação

1. Corte o gengibre em pedaços pequenos.
2. Adicione-o ao liquidificador, junto com a água fria.
3. Misture esses ingredientes até ficar homogêneo.
4. Despeje a água de gengibre em um copo.
5. Adicione o cominho torrado e o suco de limão.
6. Misture bem os ingredientes antes de consumir.

- ½ cucharadita de extracto de vainilla
- 1 taza de cerezas frescas o congeladas, cortadas por la mitad y deshuesadas
- 1 taza de quinoa, enjuagada
- 2 taza de leche de soja sin azúcar
- ¼ cucharada de cacao en polvo sin azúcar
- ¼ cucharada de jarabe de arce

1. En una cacerola, combinar la quinoa y la leche de soja y llevar a ebullición a fuego medio-alto. Bajar el fuego a medio-bajo, tapar y cocer a fuego lento durante 35 to 40 minutos, hasta que se absorba el líquido y la quinoa tenga un aspecto esponjoso.

2. Pasar la quinoa a un tazón grande y añadir el cacao, el jarabe de arce, la vainilla y las cerezas.
3. Mezclar suavemente con una cuchara de madera.

Torta De Zanahoria Con Relleno De Soja Y Chía

INGREDIENTES

250 gr harina de Avena
400 gr ralladura de zanahoria
2 huevo y 8 claras
500 gr yogur de soja o de cabra
60 gr nueces o almendras molidas o
1 sobre levadura en polvo
Stevia pura líquida o endulzante al gusto o Canela y nuez moscada

INGREDIENTES PARA LA CREMA

2 cucharada de semillas de Chía
2 cucharada de coco rallado
500 gr Yogur de soja de coco

PREPARACIÓN

1. Pelamos y rallamos las zanahorias, también puedes triturar en una procesadora.
2. A continuación mezclamos con el yogur y el endulzante al gusto.
3. Montamos las claras a punto de nieve e incorporamos la yema y el endulzante y montamos de nuevo.
4. En un recipiente a parte mezclamos la harina de avena, la canela, la nuez moscada, las almendras o nueces molidas y la levadura.

5. Vamos incorporando poco a poco esta mezcla a las claras con movimientos lentos y envolventes hasta que quede homogéneo y no baje.
6. Por último verter el preparado de yogur y zanahoria.
7. Con el horno precalentado a 250ºC, ponemos en un molde antiadherente para horno y horneamos por 120 minutos.
8. (vigilar: "prueba del palillo" pincha con un palillo la masa, si sale limpio está hecho).
9. Mientras se cuece, podemos preparar la crema.
10. Mezclamos el yogur con la Chía y el coco rallado y dejamos reposar, ya que debe gelatinizar las semillas y coger textura.
11. Deja enfriar la torta, pártela con cuidado y rellena!

Los Ingredientes Necesarios Para Esta Receta Son:

1 cebolla fresca.
Pimientos del piquillo.
Aceitunas verdes y negras.
400 gramos de guisantes.
8 zanahorias.
2 y 1 remolacha.

Preparación:

1. La última receta es la increíble ensalada rosa.
2. Una preparación sencilla, pero deliciosa.
3. Lo primero será cocinar las zanahorias y las patatas en agua con una pizca de sal.
4. Una vez que estén listas, escurre la preparación y deja que enfríe unos minutos.

5. En un recipiente aparte, coche los guisantes hasta que estos estén totalmente tiernos.
6. Inmediatamente después, añade el aceite de girasol, el ajo y un poco del zumo de limón.
7. Cuando tus patatas y zanahorias estén bien cocinadas, ponlas en otro bol y pícalas muy fino.
8. El resto de los ingredientes: guisantes, pimientos, aceitunas y cebollas, también deben ser picados.
9. Luego añade al bol donde pusiste las patatas y zanahorias.
10. Por último, mezcla todos los ingredientes que has preparado.
11. Si prefieres, puedes añadir una pequeña pizca de sal o sazonar a tu gusto.
12. Deja que enfríe la preparación antes de consumir.

Chile De Pollo Y Coliflor En Olla De Cocción Lenta

Ingredientes

- 1 taza de caldo de pollo
- 4 cucharadas de chile en polvo
- 1-5 cucharadita de hojuelas de chile chipotle
- 2 cucharadita de sal marina
- 1 cucharadita de pimienta recién molida
- 1 cabeza de coliflor, cortada en cubitos
- 2 cebolla, picada
- 2 pimiento rojo, cortado en cubitos
- 2 chile poblano, cortado en cubitos
- 4 dientes de ajo, picados
- 2 lata de 50 onzas de puré de tomate orgánico

- 12 muslos de pollo deshuesados y sin piel, cortados en trozos grandes
- Lima
- Palta
- Cilantro

Direcciones:

1. Agregue todos los ingredientes del chile a una olla de barro y revuelva para combinar.
2. Cocine a fuego lento durante 8 horas.
3. Pruebe y ajuste los condimentos.
4. Cubite el aguacate, corta la lima en gajos y pica el cilantro fresco.
5. Sirva el chile cubierto con aguacate, un chorrito de jugo de lima y cilantro al gusto.

Pollo Asado Rápido Y Vegetales De Raíz

Ingredientes:

- 1 cucharada sopera de mejorana fresca picada o 1 cucharadita de mejorana seca
- ½ cucharadita de pimienta recién molida
- 1 taza de caldo de pollo bajo en sodio
- 1 chalota grande, picada
- 2 cucharadita de vinagre de vino tinto o blanco
- 1 cucharada de mostaza de Dijon
- 1 libra de nabos, pelados, cortados en trozos de 1 pulgadas
- 2 cucharada de aceite de oliva extra virgen, dividida
- Sal al gusto
- 4 cucharadas de harina para todo uso

- 2 pechuga de pollo con hueso, sin piel, sin grasa, cortada por la mitad en sentido transversal.
- 1 libra de papas bebés, en cuartos

Instrucciones:

1. Pon las patatas y los nabos en un recipiente. Rocía 1 cucharada de aceite.
2. Espolvorear alrededor de ½ cucharadita de sal, mejorana y 1 de cucharadita de pimienta y mezclar bien.
3. Pasar las verduras a una bandeja para hornear y distribuirlas uniformemente.
4. Colocar la bandeja para hornear en un horno precalentado a 450°F y asar durante 25 to 30 minutos.

5. Voltear las verduras a la mitad del asado.

6. Mientras tanto, bate una cucharada de harina y caldo en un tazón.

7. Espolvorear 1/7 de cucharadita de sal y 1/7 de cucharadita de pimienta sobre el pollo.

8. Coloca la harina restante en un plato.

9. Cubrir los trozos de pollo con harina.

10. Sacude la harina sobrante del pollo.

11. Coloca una sartén grande a fuego medio.

12. Añade 1 cucharada de aceite y deja que se caliente.

13. Una vez que el aceite esté caliente, coloca el pollo en la sartén y cocínalo hasta que la parte inferior esté dorada.

14. Voltea los lados y cocina el otro lado hasta que se dore.

15. Retira el pollo de la sartén con una espumadera y colócalo en la bandeja de hornear junto con las verduras.

16. Continúa horneando hasta que el pollo esté bien cocido por dentro.

17. Vuelve a colocar la sartén sobre el fuego.

18. Añade los chalotes y saltea durante un par de minutos.

19. Añade la mezcla de caldo y harina, revuelve constantemente hasta que hierva.

20. Bajar el fuego y cocer a fuego lento hasta la mitad de su cantidad original.

21. Añadir la mostaza y el vinagre y mezclar bien.

22. Apagar el fuego.

23. Dividir el pollo y las verduras en 4 platos de servir.
24. Servir con la salsa.

Distribuidores De Avena Durante La Noche

Ingredientes:

2 cucharadita de semillas de girasol
2 cucharada de arándanos secos
2 taza de leche de almendras sin azúcar
½ taza de rodajas de almendras
2 cucharadita de semillas de chía 4 cucharadas de avena

Direcciones:

1. En un frasco o botella de albañil con tapa, mezcle todos los ingredientes.
2. Refrigere durante la noche.
3. Disfrute para el desayuno.
4. La avena nocturna se mantendrá fresca en el refrigerador hasta por tres días.

Batido De Mango Y Piña

Ingredientes:
- Jugo y media cáscara de lima
- un poco de pimienta de cayena
- 250 g de agua de coco
- 1 manga
- ½ de piña

Las manos en:

- Retirar la cáscara de la naranja;
- Cortar el mango por la mitad y quitar el corazón y la carne por separado;
- Cortar la piña en cuartos y quitarle la pulpa a la piel y el tallo;
- Mezcle todos los ingredientes en una licuadora;
- Agrega una pizca de sal al gusto;

- sazonar con pimienta cayena al gusto.

Hamburguesas De Piña A La Parrilla

☑ <u>Ingredientes</u>

8 hojas de lechuga
8 rebanadas de queso vegetal
8 rebanadas de tomate
8 panes de hamburguesa sin gluten
1800 g de carne picada de ternera de agricultura ecológica
1 taza de salsa teriyaki
2 lata de rodajas de piña, con el jugo reservado

Preparación

1. Mezcla la carne de vacuno y la salsa teriyaki en un bol grande; sazona con sal y pimienta.
2. Divide y forma la mezcla en 8 hamburguesas, luego rocía cada

hamburguesa con el jugo de piña reservado.

3. Coloca una rodaja de piña encima de cada hamburguesa.

4. Desecha el exceso de marinada.

5. Asa las hamburguesas a fuego medio-bajo hasta que estén bien cocidas.

6. Coloca las hamburguesas en el siguiente orden: panecillo superior, lechuga, piña, queso vegetal, hamburguesa, panecillo inferior.

Cordero Y Arroz

Ingredientes:

- 1 lata (2 8 ,10 onzas) cortar en dados los tomates con su líquido
- 1 cucharadita de cilantro molido
- ½ de cucharadita de sal
- 2 taza de arroz integral caliente y cocido
- 2 libra de paleta de cordero deshuesada, sin grasa, cortada en cubos del tamaño de un bocado.
- ½ taza de cebolla picada
- 1 pimiento serrano, sin semillas
- 6 dientes de ajo, pelados y picados.
- 1 cucharadita de jengibre molido
- ½ cucharadita de mostaza seca
- Una pizca de pimienta de cayena

- ½ taza de cilantro fresco cortado

Instrucciones:

1. Añade los tomates, el ajo, el jengibre, la cebolla, el chile, la mostaza, la pimienta de cayena, el cilantro y la sal en un tazón, mezcla bien.
2. Coloca el cordero en un horno holandés.
3. Colocar la olla a fuego lento.
4. Añadir la mezcla de tomates sobre el cordero y mezclar bien.
5. Cúbrelo y cocina hasta que la carne esté tierna.
6. También puedes cocinarla en una olla de cocción lenta si tienes una.
7. Divide el arroz en 6 platos. Retira el cordero con una espumadera y divídelo entre los platos (.

8. Retira la grasa que flota en la parte superior. Vierte la mezcla de tomates sobre el cordero.

9. Espolvorea el cilantro encima y sirve.

www.ingramcontent.com/pod-product-compliance
Lightning Source LLC
Chambersburg PA
CBHW060617030426
42337CB00018B/3091